QUELQUES CONSIDÉRATIONS

SUR LES STATISTIQUES ET L'ÉTIOLOGIE

DE LA

PARALYSIE GÉNÉRALE DES ALIÉNÉS

CHEZ LA FEMME

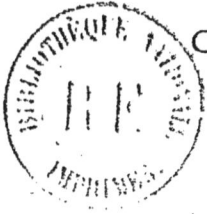

PAR

Mlle MANDJOSSE

DOCTEUR EN MÉDECINE

MONTPELLIER

IMPRIMERIE Gustave FIRMIN et MONTANE

Rue Ferdinand-Fabre et quai du Verdanson

—

1901

QUELQUES CONSIDÉRATIONS

SUR LES STATISTIQUES ET L'ÉTIOLOGIE

DE LA

PARALYSIE GÉNÉRALE DES ALIÉNÉS

CHEZ LA FEMME

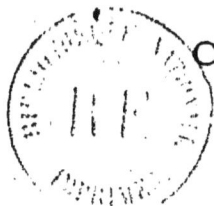

PAR

Mlle MANDJOSSE

DOCTEUR EN MÉDECINE

MONTPELLIER

IMPRIMERIE Gustave FIRMIN et MONTANE

Rue Ferdinand-Fabre et quai du Verdanson

—

1901

A MA MÈRE

A MA SŒUR ZOÏA

MANDJOSSE.

A MON CHER CAMARADE

ALEXANDRE ZELENKO

MANDJOSSE.

A MON PRÉSIDENT DE THÈSE

MONSIEUR LE PROFESSEUR MAIRET

DOYEN DE LA FACULTÉ DE MÉDECINE

MANDJOSSE.

PRÉFACE

Avant de quitter notre Alma Mater, nous remercions très sincèrement tous nos Maîtres des soins qu'ils prirent pour notre instruction médicale. Nous voulons remercier particulièrement M. le professeur Mairet, qui nous a inspiré le sujet de notre thèse et a bien voulu en accepter la présidence. Ses leçons cliniques nous ont vivement intéressé à la psychiatrie. Nous remercions M. Brousse, M. Granel et M. Vires, qui ont fait partie de notre jury.

Nous remercions très sincèrement M. le professeur-agrégé De Rouville dont les cours sont si clairs et si vifs. Nous les avons suivis pendant plusieurs années et nous n'oublierons jamais qu'ils nous ont puissamment aidé a apprendre les chapitres les plus difficiles de la chirurgie. C'est lui qui a dirigé nos premiers pas dans cette science.

Nous regrettons beaucoup de ne plus pouvoir assister aux excellentes leçons de M. le professeur Estor, pleines de science et de clarté. Nous ne pouvons passer sous silence les leçons d'une utilité si grande pour la pratique qui nous étaient données par M. le professeur-agrégé Puech dans sa clinique si instructive.

Dans l'enseignement de pathologie interne, nous aurons toujours une grande reconnaisance à M. le professeur-agrégé Rauzier ; nous avons puisé une bonne partie de nos connaissances médicales dans ses consultations externes où nous avons passé des heures si instructives et si agréables.

Dans la clinique des vieillards, M. le professeur-agrégé Vires nous a donné, auprès des malades, les conseils pratiques et les principes de l'école montpelliéraine avec sa tendance à la généralisation des faits et à la recherche des causes.

Nous devons toute notre sympathie à M. le professeur-agrégé Lapeyre pour la bienveillance qu'il nous a toujours témoignée.

Nous avons conservé un très bon souvenir, lors de notre première année, des études médicales de MM. les professeurs Granel et Imbert.

MM. les docteurs Jacquemet et Ardin-Delteil ont bien voulu nous aider de leurs conseils ; qu'il nous soit permis de leur exprimer toute notre reconnaissance.

Parmi nos compatriotes, nous sommes très reconnaissante à MM. les docteurs Wassilieff et Stoupine, qui nous ont envoyé quelques données pour notre travail.

Nous adressons l'expression de notre affection profonde à notre amie Olga Blancoff, avec qui nous avons passé les premiers temps toujours si tristes de notre séjour à l'étranger.

Nous n'oublierons pas d'offrir notre reconnaissance à notre chère camarade Mme Olga Tischevsky et à notre excellente camarade d'études Mme Rappaporte.

Nous remercions vivement Mlle Bileleky qui, avec les soins qu'elle a donnés à notre famille, nous a permis de passer tranquillement le temps d'études loin de la patrie.

Nous remercions tous ceux qui, parmi nos maîtres et nos camarades, par leur bonté et leur tact, nous ont épargné durant nos études quelques-unes de ces épines qui sont mille fois plus dures à supporter pour une étrangère que pour un étudiant français.

INTRODUCTION

Pendant longtemps nous avons suivi les cliniques instructives des maladies mentales des hospices de Montpellier.

Nous avons toujours été vivement intéressée par l'importance et la variété des sujets qui se présentaient à l'observation.

Aussi avons-nous demandé à M. le Professeur Mairet, dont
l'enseignement nous a été si profitable, de vouloir bien nous
donner le sujet de notre thèse.

Il nous a proposé de traiter de la paralysie générale chez
la femme.

Ce sujet est d'une haute importance, et de plus, tellement
vaste, que notre faible expérience des maladies mentales ne
nous permettait pas de le traiter complètement. Aussi nous
sommes-nous limitée plus particulièrement à l'étude des points
suivants :

1° Statistiques comparatives de la paralysie générale chez
la femme et chez l'homme ;

2° Causes de la paralysie générale et plus particulièrement
chez la femme.

M. le Professeur Mairet a bien voulu mettre à notre disposition 70 dossiers des malades des hospices de Montpellier, ainsi que les statistiques des mêmes hôpitaux.

Malheureusement nous ne donnons pas, au cours de ce travail, d'observations personnelles, parce que cela exige une expérience consommée et un temps qui, malheureusement, nous est trop mesuré.

QUELQUES CONSIDÉRATIONS

SUR LES STATISTIQUES ET L'ÉTIOLOGIE

DE LA

PARALYSIE GÉNÉRALE DES ALIÉNÉS

CHEZ LA FEMME

HISTORIQUE

C'est en 1822 que Bayle fit, si l'on peut ainsi s'exprimer, la découverte de la paralysie générale.

Déjà, en 1816, dans le vaste Dictionnaire en 60 volumes, d'Esquirol, on pouvait lire à l'article « Folie » : La moitié des aliénés qui succombent sont paralytiques ». Esquirol considérait pourtant cette paralysie comme une complication de la folie ; Bayle, le premier, la présente comme une unité morbide.

Depuis lors, des travaux multiples ont été faits sur ce sujet. La paralysie générale a été envisagée à tous les points de vue et sous diverses appellations ; nous en citerons quelques-unes :

Arachnite chronique et méningite chronique, d'après Bayle;

Paralysie musculaire chronique, d'après Georget ;

Paralysie générale incomplète, d'après Delage ;

Paralysie générale des aliénés ou péri-encéphalo-méningite chronique diffuse, d'après Colmeil ;

Folie paralytique, d'après Porchappe et Jules Fabret ;

Paralysie générale chronique, d'après Hubert Rodrigues ;

Paralysie générale progressive, d'après Requin, Junier, Sandros;

Ataxie psycho-motrice, d'après Junier ;

Péri-cérébrite, d'après Brunet ;

Baillarger ajoute l'appellation de démence paralytique.

De toutes ces dénominations, celle que nous avons choisie de nos jours est :

Méningo-encéphalite diffuse, ou paralysie générale progressive.

Et nous étudierons spécialement dans ce travail, sans doute très imparfait et fort incomplet, la paralysie générale chez la femme, sujet qui nous intéresse particulièrement.

La paralysie générale chez la femme est d'observation plus récente que la paralysie générale chez l'homme.

En 1859, le très distingué psychiâtre Neumann niait absolument la possibilité de cette affection chez la femme et faisait de la paralysie générale le triste apanage de l'homme, comme il réservait la folie hystérique aux seules femmes.

Un de ses élèves, Kornfeld soutint cette opinion dans sa thèse inaugurale : *Uber paralysie*, 1877, Kornfeld, Berlin.

En 1870, Sander, le premier, affirma que la paralysie générale n'est pas rare chez la femme.(*Aliénation paralytique chez la femme,* Berlin. Klin. Wochenschrift, 7, 1870).

Plusieurs maîtres allemands émettent la même opinion. Kraft-Ebing et après lui le docteur Jung de Cenbus.(*Allgmeine zeitschrift für Psychiâtrie.* Berlin, 1879. volume 35, liv. 6, p. 625).

Nous trouvons encore une petite note du docteur Scioli dans les *Annales de la Charité*, IVᵉ année, 1877, p. 455-467.

La question de la paralysie générale a été un objet d'études pour de nombreux médecins en France et à l'étranger ; nous nous contenterons de citer en France : Adam, Rey, Gilbert, Petit, Régis, Colovitch, Nicoulon, Raymond Cuillère, Garnier.

En Allemagne : Sander, Kraft-Ebing, Sioli, Kornfeld, Jung, Fritsch, Schüle, Siemerling, Volccnberg, Frænkel, Kellner, Greppin, Berg, Naecke, Hulisch.

En Angleterre : Clevenger, Jacobson, Dokins.

En Italie : Sepilli.

En Russie : Ticomirof, Jdannof et Gdonof.

Qu'il nous soit permis, après ce court aperçu sur l'historique de notre sujet, d'aborder l'étiologie de la paralysie générale.

ETIOLOGIE

Fréquence. — Tous ceux qui ont traité de la paralysie générale s'accordent à reconnaître que cette affection est plus fréquemment observée chez l'homme que chez la femme.

Il n'est pas sans intérêt pour nous de rechercher la fréquence
de cette maladie chez la femme.

La plus ancienne statistique qui nous soit fournie à ce sujet
est celle de Colmeil (Arch. par. gén. in Dict. méd. 1834);
elle accuse comme résultat 11 0/0.

Torelle croit que la proportion chez la femme est de 1 : 3
soit 33 0/0.

Sander remarque que durant six années d'observation les
femmes aliénées reçues à la clinique de Berlin accusaient un
total de 45 paralytiques sur 665 aliénées, soit une proportion
de 6,7 0/0.

Ramon nous donne sur 100 femmes aliénées une proportion
de 2,2 pour la paralysie générale.

Burmonn	3,2
Dagonet	4
Bayle	3,5
Esquirol	5,2
Magnan	10,66
Yung	8,3

Dans son Traité de la paralysie générale, Auguste Voisin nous donne les chiffres suivants, pris en divers auteurs :

Marée	8 0/0
Duchek	10 0/0
Porchappe	20 0/0
Lasègue	22 0/0
Hoffmann.	24 0/0

Nous empruntons enfin à la thèse de Colovitch la statistique suivante :

Beday	22 0/0
Chole	40 0/0
Yuys.	7,7 0/0

D'après Sander en 1876 le nombre des femmes atteintes de paralysie générale était de 26 0/0.

Kraft-Ebing donnait seulement une moyenne de 12,5 p. 0/0.

Enfin en 1882 Sander évalue la fréquence de cette affection chez la femme à 4,5 0/0 et 27,7 0/0 chez l'homme. D'après lui, la proportion des femmes atteintes de paralysie générale par rapport aux aliénés ordinaires serait de 1 : 15 et celle des hommes dans les mêmes conditions de 1 : 4.

Une augmentation sensible de cette affection a été constatée de 1882 à 1886 par le Dr Nicoulon, qui accuse une statistique de 20 0/0 parmi les femmes aliénées.

En 1883, Talon dans sa thèse inaugurale touche aussi à cette question et donne la statistique suivante :

1841-1850 paralytiques	femmes	69	hommes	159
1851-1860 »	»	86	»	336
1861-1870 »	»	128	»	336
1871-1880 »	»	196	»	538

Dans les trente dernières années nous voyons donc une augmentation des cas de paralysie générale chez la femme comme chez l'homme d'après les observations ci-dessus faites à l'asile des aliénés de Marseille.

L'auteur explique cette augmentation par le fait de l'accroissement de la population urbaine de Marseille, qui comptait, en 1852, 100,000 habitants, tandis qu'elle en compte aujourd'hui 300,000.

B. Grudenberg, dans un article intitulé : « Progressie Paralysis bei Franen » nous donne encore les chiffres suivants constatés dans l'asile de Simpheropol (Russie) de 1885 à 1886.

Sur un total de 2571 aliénés, répartis ainsi :

Hommes. 1,795
Femmes. 776

il trouve 272 cas de paralysie générale chez les hommes et 68 chez les femmes, soit 15,15 p. 0/0 chez les hommes, et 8,76 p. 0/0 chez les femmes, sur un total de 340 paralytiques hommes ou femmes.

Le rapport par sexe étant 272, 68, c'est-à-dire à peu près le quart.

Sur 100 hommes, nous avons à peu près 25 femmes atteintes de paralysie générale.

Dans les travaux de Planès et Garnier, nous trouvons les chiffres suivants.

Planès, de 1878 à 1886 :

Paralysie générale. — Hommes 12, femmes 5, rapport, 2,4 : 1.

Garnier : de 1886-1888, hommes, 14,7, femmes, 7,7, rapport, 1,7 : 1.

D'après Kraft-Ebing, l'accroissement des cas se chiffre ainsi, de 1873 à 1877, chez la femme, 5,65 p. 0/0, mais de 1888 à 1892, nous trouvons le chiffre de 14,1 p. 0/0.

D'après les travaux faits en Angleterre, la même progression se montre ; mais d'après les Anglais, cette progression serait due surtout à ce que l'on peut aujourd'hui mieux faire le diagnostic de cette affection.

Toutes les statistiques accusent l'accroissement des cas de paralysie générale chez la femme.

Qu'on nous pardonne de donner encore quelques chiffres : En Italie, le Dr Verga donne un nombre de 15 femmes paralytiques générales sur 728 admises à l'asile. (Congrès de la Société médicale psychol. ital. 1885.)

Nous trouvons chez les Anglais :

Années 1885-1890, aliénés hommes, 853 ; aliénées femmes, 368. Total, 1,221.

1891-1896, aliénés hommes, 942 ; aliénées femmes, 408. Total, 1350.

Parmi eux, 91 p. 0/0 chez les hommes et 18 p. 0/0 chez les femmes de paralytiques généraux et 181 p. 0/0 hommes et 50 p. 0/0 femmes.

Dans la seconde observation, les chiffres démontrent irréfutablement combien le mal s'étend et marquent que la femme est atteinte aussi avec plus de fréquence qu'autrefois.

A l'appui de cette assertion, nous nous permettrons de citer encore le docteur Choron. (Paralysie générale chez les femmes, 1898.)

Il dresse le tableau suivant :

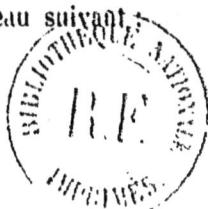

2

Années.	Nombre des admissions.	Paralysie générale
1892	185	13
1893	175	15
1894	183	16
1895	166	19
1896	200	21
1897	194	24
	1103	108

D'après ce même auteur, la paralysie générale chez la femme suit dans le Nord une marche ascendante ; elle a augmenté de près de 50 0|0 depuis six ans, représentant aujourd'hui plus du 12 0|0 du chiffre total annuel des aliénées internées.

Schule dans son manuel de 1886, détermine la fréquence relative de cette affection chez les deux sexes par la proportion de 1 à 7.

Siemerling, Kellner et Kaes (1894), nous donnent une proportion de quatre hommes pour une femme ; et d'après les mêmes auteurs les cas de paralysie générale chez la femme étaient deux fois plus fréquents qu'en 1886.

Dans le bulletin de la Société mentale de Belgique (1), Jacobson émet l'opinion que, de 1884 à 1891, les cas de paralysie générale sont plus fréquents chez l'homme, aussi bien que chez la femme.

Il donne la proportion de 10 0|0 chez l'homme et 12,4 chez la femme.

Le docteur Otto Snelle, dans une série d'observations qui embrasse 30 années (1857-1886), conclut à l'augmentation des cas de paralysie générale aussi bien que d'aliénation mentale pendant ces quinze dernières années.

_____

(1) 1891, n° 6.

Le chiffre des aliénés en augmentation serait de 7 0[0; tandis que celui des paralytiques généraux serait de 27 0[0 pendant le même laps de temps. Cette marche ascendante de l'affection qui nous occupe se constate encore plus chez la femme, et cela d'après l'opinion de Planès, Garnier, Griedenberg, Jacobson, etc.

La phrase du docteur Ritti nous parait bonne à citer à l'appui de cette assertion :

« La femme, pour avoir laissé longtemps à l'homme le triste
» privilège de la paralysie générale, cherche à lui disputer
» l'égalité même pour cette affreuse maladie. »

En traitant des causes de la paralysie générale, nous tâcherons de mettre en lumière les raisons qui ont contraint la femme à disputer à l'homme ce triste privilège d'égalité devant cette affection redoutable.

Enfin, grâce à la bienveillance de notre maître M. le professeur Mairet nous possédons la statistique de l'asile de Montpellier pendant trente ans.

Années	Hommes	Femmes
	Paralysie générale	
1870-1880	163	55
1880-1890	173	69
1890-1900	255	78
	596	202

Si nous considérons le rapport qui existe entre le nombre de paralytiques généraux, femmes admises dans l'hospice d'aliénées dans ces trente dernières années, et le nombre de paralytiques généraux hommes nous trouvons.

Années	Hommes	Femmes
—	—	—
1870-1880	75,3 0/0	24,7 0/0
1880-1890	71,4 0/0	28,6 0/0
1890-1900	76,5 0/0	23,5 0/0

La conclusion n'est pas douteuse.

Partout les cas de paralysie générale augmentent chez l'homme comme chez la femme, ce qui prouve bien que ce ne sont pas des conditions spéciales à la femme qui expliquent cette progression, mais bien des causes communes aux deux sexes, ce que nous allons tâcher de vérifier.

Nous ajoutons deux tableaux pris à l'hôpital de Moscou dans le service de M. Stoupine.

Nous voyons que sur 100 femmes malades il y a 11,3 0/0 de paralytiques ; chez les hommes, pour 100 malades il y a 36,7 de paralytiques, soit pour 3 hommes paralytiques, 1 femme, proportion bien élevée qui concorde avec les données de Paris (E. Régis).

Du même tableau nous pouvons conclure que l'évolution de la paralysie générale chez les femmes est plus lente parce que pour 100 paralytiques femmes il y a 32,9 0/0 de décès, tandis que chez les hommes il y a 44,5 0/0. Quant à la rémission il n'y a pas de différence.

$$35 \ 0/0 \ - \ 34 \ 0/0$$

Ces chiffres, dans leur sécheresse, indiquent que la paralysie générale augmente ; il faut se souvenir pourtant que ces chiffres mêmes ne peuvent être toujours exacts, car, selon l'avis du docteur Choron, le diagnostic de cette affection est souvent embarrassant chez l'homme et plus encore chez la femme, car, chez elle, les prodromes paralytiques sont généralement plus insidieux que dans le sexe masculin.

Par la nature de ses occupations et par son rôle social, elle se trouve moins exposée à commettre des actes d'une absurdité éclatante ou à étaler au grand jour les lacunes de sa mémoire.

Colovitch déclare : « Comme elles sont plutôt démentes et » affaissées qu'agitées, leur internement dans les asiles est » moins souvent réclamé. »

Tableau.

ANNÉES	Quantité de malades paralytiques vers le 1er janvier	Quantité de tous les malades vers le 1er janvier	% des paraly-tiques	Paraly-tiques entrés	Quantité de tous les malades entrés	% des paraly-tiques entrés	Total des paraly-tiques	Total de tous les malades	Total % des paraly-tiques	SORTIES			
										avec amélio-ration	sans amélio-ration	mortes	total
FEMMES													
1895	3	53	6,0	9	141	6,4	12	194	6,0	»	»	4	4
1896	8	133	6,0	15	101	14,8	23	234	10,0	3	3	»	6
1897	17	156	10,9	8	93	8,6	25	249	10,0	2	5	5	12
1898	13	165	7,8	10	112	8,9	23	277	8,3	»	»	3	3
1899	20	204	10,0	14	91	15,3	34	295	11,5	2	2	9	13
1900	21	211	10,0	26	158	14,4	47	369	12,7	4	9	7	20
Total...				82	696	11,8	85	749	11,3	11	19	28	58
										35,3 %		32,9%	68,%
HOMMES													
1895	25	91	27,4	32	75	42,6	57	166	34,3	»	12	21	33
1896	24	101	23,7	60	139	23,0	84			7	10	21	38
1897	51	201	25,3	48	155	30,9	99	356	27,8	15	2	32	49
1898	50	235	21,2	63	178	35,4	113	413	23,3	12	2	27	41
1899	72	291	25,0	96	245	39,1	169	536	31,5	9	26	43	78
1900	91	324	28,0	93	252	36,9	184	576	31,9	10	37	40	88
Total...				392	1044	37,5	417	1135	36,7	53	89	185	32,7
										34,1 %		44,3%	78,4%

Age. — Il nous paraît intéressant de rechercher d'abord quel est l'âge d'élection pour l'affection qui nous occupe.

Nous avons trouvé, dans divers auteurs français, la possibilité de rencontrer la paralysie générale chez des sujets jeunes; ils admettent l'existence de la paralysie générale dite « juvénile ».

Les auteurs anglais paraissent affirmer que la paralysie générale frappe surtout les adultes, mais peut se produire à tout âge (développement général, paralysies).

Christian et Ritti ont observé 168 cas, dont :

2 de 25 à 30 ans ;
67 de 30 à 40 ans ;
81 de 40 à 50 ans ;
18 de 50 à 60 ans.

Tous ces cas étaient observés chez l'homme et font conclure que l'âge d'élection serait de 30 à 40 ans.

Coutesse remarque que c'est surtout de 36 à 40 ans que la maladie frappe l'homme ; rarement, du moins, il n'a jamais observé de paralytiques généraux avant 26 ans.

Wollenberg a observé un abaissement de l'âge de 1877 à 1891.

	(Période de 20 à 30 ans).	De 31 à 45	De 46 à 60
1876-1881	. . . 6,7	72,1	21,17
1881-1886	. . . 11,1	67,4	21,4
1887-1891	. . . 12,3	60,2	21,4

Jdanow en 1894, après avoir eu les statistiques de Kraft, Ebing, Crépin, Jung, Kellner, Siemesling, Plexers, et les siennes plus 70 observations provenant des asiles français, en tout 857 cas, a trouvé : de 50 à 60 ans, 97 cas et au-dessus de 60 ans 16 cas.

M. Crète dans sa thèse remarque que, sur 814 femmes entrées comme paralytiques générales, 5 avaient plus de 60 ans et une plus de 70 ans

Chez la femme l'âge paraît varier plus sensiblement.

Calmeil indique que cette affection les atteint ordinairement de 35 à 50 ans. Auguste Voisin de 35 à 50 ans.

Tous deux s'accordent à reconnaître l'extrême rareté de ce mal avant 25 ans et au-delà de 60 ans.

Sans doute il peut se trouver des cas tardifs comme ce malade présenté par Mickaël, qui était âgé de 99 ans (?)

Nous avons pu trouver parmi 70 cas de paralysie générale observés chez la femme, des atteintes à 66 ans, 64 ans et 16 ans, ce qui est sans doute pour ce dernier cas une rareté pathologique extrême.

D'après Jung, c'est surtout de 35 à 45 ans que les femmes sont atteintes.

Ebing, observant 80 malades, donne comme âge du maximum de fréquence 31 à 50 ans pour les deux sexes, ajoutant que pour l'homme l'âge d'élection serait de 31 à 40 ans, et pour la femme de 41 à 50 ans.

Ces chiffres varient un peu en France d'après Colovitch, qui donne comme maximum de fréquence :

Femmes	Hommes
30 à 40 ans	41 à 45 ans

Il ajoute qu'au-dessous de cet âge le mal est plus fréquent chez la femme, tandis que chez l'homme c'est après 50 ans que les atteintes sont plus nombreuses.

La paralysie générale atteint rarement les sexagénaires, pourtant, surtout les femmes.

Dans sa thèse inaugurale (Paris) Adam nous présente sept observations sur des sujets de 25 à 45 ans.

Le Docteur Nicoulou nous présente 128 cas de 24 à 58 ans.

B. Griedenberg émet l'avis que chez la femme la paralysie générale frappe surtout de 35 à 50 ans.

La plus jeune de ses malades avait 22 ans, la plus âgée 64 ans.

Le docteur anglais Elkins donne comme âge moyen 40 ans, quoiqu'il ait observé une paralytique générale de vingt-cinq ans.

Un autre auteur anglais Wollenberg croit que l'âge de prédilection est de 36 à 40 ans.

Charon observe 108 cas de paralysie générale chez les femmes et donne comme âge moyen de 25 à 30 ans (32 malades de cet âge sur 108).

Sur 70 observations que nous avons en main, nous remarquons un âge moyen de 46 ans ; et nous confirmerons cette assertion par la petite statistique suivante fournie par le Docteur Stoupine, médecin en chef de l'hôpital d'aliénés Alexiew, à Moscou.

Sur 85 paralytiques généraux :

De 20 à 30 ans. . .	15	femmes
— 31 à 40 ans. . .	40	—
— 41 à 55 ans. . .	17	—
Age inconnu. . . .	13	—

Cette statistique, où se révèlent 15 femmes paralytiques générales de 20 à 30 ans, corroborerait l'opinion de Colovitch émise précédemment.

Sander déclare aussi que la paralysie générale frappe les femmes dans un âge moins avancé que l'homme.

Le docteur Vassilieff, médecin en chef du grand établissement d'aliénés de Mecherskoe (gouvernement de Moscou) fait remarquer que les femmes sont atteintes plus jeunes.

Il nous dit : « La plus jeune femme atteinte de paralysie générale que j'aie vue, était une jeune fille de 19 ans, *virga intacta*, et je n'ai jamais observé de cas au-delà de 60 ans.

Nous avons voulu aussi, dans cette rapide étude, rechercher l'influence du pays, du lieu, de la position sociale, et nous nous permettrons de citer encore quelques auteurs qui se sont aussi occupés de rechercher les influences que nous qualifierons d'accessoires.

En 1894, le docteur Jdanow conclut que la proportion des cas de paralysie générale chez la femme et chez l'homme, ne varie pas sensiblement en Autriche, Allemagne, Italie, Angleterre, Russie et Danemark; elle serait d'après l'observation de 47.000 aliénés des deux sexes, dans ces différents pays, de 3 femmes sur 10 hommes atteints.

En Belgique et en France, il y aurait une moyenne de 4 femmes sur 10 hommes.

L'Europe centrale et l'Europe occidentale, de même que l'Amérique du Nord, auraient le fâcheux privilège de fournir le plus grand nombre de cas chez les deux sexes.

Comme pour toutes les tares, c'est dans les villes que le contingent des malades est le plus grand et c'est la race blanche qui paie le plus lourd tribut à cette cruelle affection. (*Traité de Médecine*, Charcot et Bouchard).

Dans les campagnes, la paralysie générale est très rare aussi bien chez l'homme que chez la femme, à peine plus rare chez la femme que chez l'homme, quand elle se présente 1 fois 1|2 plus fréquente chez l'homme.

Dans son Traité de médecine, le docteur Bouchard admet que l'ouvrier est frappé plus souvent que l'ouvrière (3 fois plus) et que les cas sont relativement communs dans les deux sexes.

Griedenberg observe, en Russie, 78 0|0 de paralytiques femmes dans les villes et 22 0|0 dans les villages.

Dans les districts agricoles de la Russie (gouv. de Samara, Kasan), on trouve très rarement des paralytiques généraux. Les cas rarement observés sont des exceptions très peu fréquentes, tandis que dans le gouvernement de Moscou, plutôt industriel, cette affection est très fréquemment observée.

Le docteur Vassilieff donne pour raison de cette fréquence, le genre d'occupation des habitants ; il y a très peu de paysans occupés à la terre, la plupart des habitants vont à l'usine, à la fabrique, et les hommes sont atteints plus que les femmes, ce qui confirmerait l'opinion de nombreux auteurs, à savoir :

La paralysie générale frappe surtout les ouvriers des villes, les citadins, et les hommes plus que les femmes.

Si nous considérons à présent quelle classe de femmes est atteinte le plus, nous arriverons à une constatation spéciale, c'est-à-dire que la classe privilégiée fournit le plus fort contingent d'hommes paralytiques généraux, et le plus faible chez la femme.

Dans la classe élevée de la société, il y a 13 fois plus d'hommes atteints que de femmes.

La femme est rarement atteinte dans ce milieu, ce qui fait dire à Griedenberg :

« La paralysie générale est une maladie *aristocratique* » chez l'homme, et une maladie *démocratique* chez la femme.»

La même opinion est émise par de nombreux auteurs, quoique sous une forme moins humouristique !

Position sociale. — Si nous considérons maintenant la position sociale, la profession des sujets atteints, nous voyons dans Griedenberg, par exemple, que le mal frappe les femmes mariées dans la proportion de 60,2 0|0, les célibataires dans celle de

16,3 0|0, les veuves 13,3 0|0 et 10,3 0|0 pour les femmes de position sociale inconnues.

Le médecin anglais Vollenberg émet aussi l'opinion que les cas sont plus nombreux chez les femmes mariées.

Le docteur Stoupine nous donne, à ce sujet, la statistique suivante pour 85 malades :

Célibataires. . . .	18
Femmes mariées . .	39
Veuves	9
Indéterminées . . .	19
	85

L'opinion du docteur Colovitch est assez conforme à ces chiffres ; d'après lui, les femmes mariées sont plus souvent atteintes que les célibataires, mais il admet aussi que chez ses malades, du moins, les accouchements n'ont pas eu une action très marquée dans les atteintes du mal.

D'après le docteur Voisin, la paralysie générale frapperait les veuves, les femmes mariées, particulièrement celles qui furent stériles.

Sur 70 malades observées, nous avons pu relater :

Femmes mariées. . . .	40
Célibataires	24
Veuves	6

Profession : La profession jouerait-elle un rôle actif dans la production du mal qui nous occupe? Il est difficile de conclure.

Dans diverses statistiques, nous avons trouvé :

Asile de Montpellier

(70 malades)

Ménagères. 15
Sans profession . . . 28
Domestiques . . . 9
Couturières 5
Journalières 2
Chiffonnières 1
Filles publiques . . . 3
Institutrice. 1
Cultivatrice 1
Bergère. 1
Modiste. 1
Lingères 2

Sur 54 malades du docteur Colovitch, nous relatons :

Journalières 13
Couturières 9
Lingères 2
Blanchisseuses . . . 3
Fleuriste 1
Teinturière. 1
Cuisinière 2
Commerçante. . . . 4
Sage-femme 1
Danseuse 1
Sans profession . . . 16
Domestique 1

Sur 108 malades du docteur Choron, nous voyons :

Ouvrières de fabrique .	36
Cabaretières	26
Filles galantes. . . .	15
Couturière	1
Bâtelières-pêcheuses . .	5
Marchandes ambulantes .	4
Malades des classes supérieures	7
Indéterminées	8

Le docteur Stoupine donne la statistique suivante sur 85 malades :

Ménagères	28
Blanchisseuses	2
Cuisinières	3
Domestiques	10
Ouvrières de fabrique . .	6
Marchandes	2
Couturières	5
Fleuriste	1
Indéterminées	28

De ces chiffres, il est malaisé de conclure quelle est la profession la plus sujette à donner la paralysie générale ; nous croyons seulement que les professions pénibles, fatigantes, où celles qui incitent aux excès donnent le plus fort contingent, et particulièrement chez les femmes qui abandonnent les champs pour chercher du travail dans les villes.

Les paysannes restées aux champs ne sont presque jamais atteintes.

Menstruation. — Les fonctions de l'appareil génital peuvent-elles avoir quelque influence sur la production du mal ?

Quelques auteurs, tels que Baillarger et Lunier ont pensé que la paralysie générale, étant une affection premièrement d'ordre congestif, se trouvait rarement chez la femme.

Nous remarquerons aussi la fréquence de la paralysie générale entre 30 et 46 ans chez la femme, ce qui coïnciderait avec l'époque qui se rapproche de la ménopause.

Sander pense que la menstruation a bien son influence ; il a observé 22 cas, sur lesquels 18 avaient eu des irrégularités dans les menstruations ; il cite, sur 45 malades, 12 sujets atteints au moment de la ménopause ou peu après ; il donne enfin le chiffre de 54 0|0 pour les femmes malades au moment de la ménopause.

Colovitch n'a pas remarqué que l'accouchement ait une grande influence sur la production de la paralysie générale.

Schmid, sur 283 cas de maladies mentales à la période puerpérale, cite l'apparition de la paralysie générale 3 fois au cours de la grossesse et 2 fois à la suite de l'accouchement.

Jung a observé 130 femmes parmi lesquelles 70 avaient été atteintes après des irrégularités menstruelles, ou même arrêt des menstrues. La maladie, d'après lui, débute fréquemment à la période de l'âge critique.

Un cas de Jung et un de Colovitch ne sont pas suffisants pour confirmer l'opinion de Baillarger et de Lunier, qui pensent que la menstruation empêche la paralysie de se déclarer ; d'autant plus que nous avons cité des cas de paralysie générale chez des femmes jeunes, sans irrégularité menstruelle, et les émissions sanguines n'arrêtaient pas la marche de la maladie.

Nous considérons, d'ailleurs, la ménopause, non pas comme l'arrêt d'une hémorragie habituelle, ou comme la cessation de l'activité sexuelle, mais comme la rétrocession d'un organisme avec tendance à produire la sclérose, c'est-à-dire, commencement de la vieillesse. Le même fait physiologique se produit chez l'homme; il nous semble qu'à ce point de vue, il n'y a pas une exception pour la femme.

Nous préférons admettre que la ménopause peut influencer le développement de la paralysie générale, en facilitant la sclérose, s'ajoutant à d'autres causes dont nous parlerons plus loin.

Nous avons vu les atteintes de la paralysie générale coïncider avec la ménopause, mais aussi nous les avons vu apparaître avec le fonctionnement normal de l'appareil génital, c'est-à-dire avec les menstruations.

Qu'il nous soit donc permis de nous abstenir de conclusion formelle.

Causes de la paralysie générale. — Les causes de la paralysie générale ne nous paraissent pas varier sensiblement chez l'homme ou chez la femme.

Nous admettrons qu'elles sont sinon semblables, du moins qu'elles ont entre elles une grande connexité, et nous les diviserons en causes acquises et causes héréditaires.

Les cinq facteurs les plus nettement accusés par les maîtres les plus autorisés sont :

La syphilis.

L'alcoolisme.

Les excès vénériens.

L'hérédité et l'arthritisme.

Pour la syphilis, nous nous inclinons devant l'opinion de notre maître, M. le professeur Mairet. Il estime que la syphilis peut se localiser dans le cerveau (syphilis cérébrale) et prendre la forme de la paralysie générale (leçons cliniques du professeur Mairet).

Cette syphilis cérébrale a pour caractères particuliers : le jeune âge du sujet et la prédominance de la paralysie d'un côté seulement; ce qui est important au point de vue clinique, c'est qu'elle cède au traitement anti-syphilitique; on peut ajouter aussi le ptosis fréquent.

Nous ne parlerons pas, dans cette étude si incomplète et forcément si courte, de la syphilis cérébrale ; nous serions entraînés trop loin : c'est la seule paralysie générale vraie que nous tâchons d'étudier et nous recherchons seulement le rôle qu'y joue la syphilis.

Ici, nous considérons la syphilis seulement comme affection générale, avec tendance à transformer un tissu sain en tissu sclérosé, avec anéantissement des éléments nobles.

Tous les auteurs s'accordent à reconnaître que la syphilis peut créer la cirrhose du foie.

Pourquoi cette même syphilis ne créerait-elle pas une cyrrhose du cerveau?

Le processus morbide est le même.

D'autant mieux que chez les sujets atteints de paralysie générale, nous trouvons souvent une artério-sclérose généralisée.

Le docteur Nicoulau déclare que beaucoup d'aliénistes allemands sont d'avis que *toujours* la paralysie générale prend sa source dans une syphilis latente, perceptible, individuelle ou ancestrale.

Nous ajouterons que Mendel donne le chiffre de 75 0/0 des paralytiques généraux qui ont eu la syphilis.

Hougberg donne 86, 90 0/0.

Hirchl, après l'examen de 200 malades, pense que la syphilis joue un grand rôle dans l'étiologie de la paralysie générale; il dit : « Je n'ai aucun doute que la paralysie générale, progressive, ne soit qu'une forme tardive (spatform) de la syphilis encéphalite syphilitique de l'écorce cérébrale, qui finit par l'atrophie syphilitique du cerveau.

Le docteur anglais Clusbon donne à la syphilis une influence capitale sur la paralysie générale; il en conclut que la syphilis étant rare chez la femme de la haute société, la paralysie générale y est aussi d'observation très rare.

Nous nous permettrons d'admettre une opinion contraire; il nous semble que la syphilis se montre dans toutes les classes de la société, la syphilis ignorée, sans doute; mais les femmes de la haute société ont tous les moyens de faire à propos les traitements anti-syphilitiques, et de cette façon, se mettent à l'abri des conséquences fâcheuses de cette affection.

D'ailleurs, la rareté des cas de paralysie générale chez les femmes du monde prouverait que la syphilis n'est pas le seul facteur.

Par le fait même de leur position sociale, les femmes du monde échappent aux autres facteurs : alcoolisme, surmenage. Elles n'ont pas à accomplir des travaux excessifs, ne demandent pas à l'alcool, au café, de soutenir leur maximum d'activité, en un mot, elles n'excèdent pas leur organisme dans la lutte pour la vie, pour la conquête du pain.

Ces facteurs-là se trouvent donc plus dans la population laborieuse des villes, pour qui la vie est plus pénible, plus déréglée, plus éloignée de la nature.

Vollenberg déclare, de même, que la syphilis joue un rôle primordial dans l'étiologie de la paralysie générale chez la femme.

Nous emprunterons quelques chiffres au professeur Fournier, au maître distingué de l'Université de Paris, dont les travaux en la matière font autorité, enfin, au premier qui a parlé de la paralysie syphilitique générale. Ces chiffres indiquent le nombre 0/0 de paralytiques généraux syphilitiques, d'après :

Goldsmith	33 0/0
Ascher	34,7 0/0
Ziehen	33 à 34
Pontoppidan	35
G. Renaud	35
Lage	39
Cullerie	42
Binswanger	45
Buckhardt	50
Goldstein	50
Jastrowitz	51
De Senna	56,2
Mierzejenoscy	60
Obbeke	62
Geil	64
Thomsen	62
Jacobson	65
Tolsom	66
Honnet	66,6
Hirt	72
Spillmann et Deugler . .	72
Reinhardt	73,3
Cuylets, hommes	73
— femmes	66
Strumpell	75
Kohmel	77
Rumpf	80
Mac Dorval	80
Savage	80
Anglande	81,8
Regès	70 à 76
Minor	86
Kowalewsky	84,7

Ces chiffres ont leur éloquence ; et encore ils n'enregistrent pas les cas dits « probables ». Il est possible, du reste, que ce pourcentage de syphilitiques dans les individus atteints de paralysie générale soit exact, mais il est pour nous plus inté-ressant de rechercher si la syphilis peut créer la vraie para-lysie générale, c'est-à-dire être un facteur unique.

Nous ne le croyons pas.

Nous pensons que certains auteurs, comme Erbins, Strum-pell et Mabius, exagèrent un peu le rôle de la syphilis en décla-rant que « nul ne peut être atteint de paralysie générale ou de » tabès s'il n'est syphilitique ».

La même opinion est émise par Fournier, Morel-Lavallée.

D'après ces maîtres, l'absence de la syphilis dans certains cas mentionnés dans toutes les statistiques, ne prouve rien sinon que la recherche de la syphilis est difficile, et qu'il existe toujours des cas de syphilis oubliée, ignorée ou hérédi-taire.

Nous concluerons donc que le pourcentage cité plus haut est peut-être exact, ayant égard à la difficulté de recherche de la syphilis, surtout chez les gens ignorants, et à la possi-bilité de confondre la syphilis avec une autre maladie véné-rienne ; on sait, aujourd'hui, que le chancre syphilitique était autrefois considéré comme laissant une cicatrice indélébile, tandis qu'il est démontré que le chancre mou laissant une cica-trice n'est pas un chancre syphilitique (Brousse, Leçons cli-niques, 1901).

Nous affirmerons donc que la syphilis reste un facteur important de la paralysie générale, mais qu'elle ne peut créer, de toute pièce, une paralysie générale ; et à l'appui de cette affirmation, nous citerons le docteur Christian, qui, sur 2,000 vérolés, n'a eu que 1 p. 0|0 évoluant vers la paralysie générale.

D'ailleurs, si la syphilis était le seul facteur, toutes les prostituées, ces tristes victimes de la société, particulièrement exposées à cette infection, finiraient toutes par la paralysie générale ; il n'en est rien. Creté trouve seulement 2 prostituées sur 50. Il semble même qu'elles soient rarement atteintes, d'après Griedenberg, qui ne cite qu'une seule prostituée paralytique générale.

Les femmes prostituées entrent bien rarement dans la catégorie des malades atteintes de paralysie générale (Docteur Wassilieff).

Wallenberg affirme que leur nombre est relativement très petit.

Parmi les 70 malades de l'Asile de Montpellier, nous avons eu seulement trois prostituées (filles publiques).

Notre expérience personnelle est trop infime pour affirmer plus fermement que la syphilis ne joue qu'un rôle secondaire; mais d'après nos recherches et ce que nous voyons au.; .liniques, il est presque certain que la syphilis ne peut, seule, créer la paralysie générale. C'est aussi l'avis du docteur Mauran (Thèse de Toulouse, 1893). D'après lui, la syphilis seule ne crée que très rarement une paralysie générale.

Nous n'ajouterons qu'une assertion à l'appui de cette théorie : c'est que parmi les Arabes, où la syphilis fait de cruels ravages, la paralysie générale est très rare (Christian).

Larcher, que Fournier cite très souvent, estime que la paralysie générale n'est pas une manifestation spécifique de la syphilis, mais que les individus syphilitiques ont de bien plus grandes chances de devenir paralytiques que les individus sains.

Nous nous rangerons modestement à cet avis : et nous pensons que la syphilis joue, dans l'évolution de la paralysie générale, le rôle ordinaire d'une maladie générale infectieuse.

mettant l'organisme en plus mauvais état et créant ainsi une plus grande facilité de réceptivité.

Enfin, nous ajouterons encore que la syphilis, sans créer de toute pièce une paralysie générale, y contribue comme agent infectieux.

Les docteurs Sérieux et Fournier disent :

« La syphilis associée à d'autres tares microbiennes ou à
» des toxines diverses, peut engendrer, chez les sujets pré-
» disposés, la méningo-encéphalite ; mais cette affection ne
» mérite pas la dénomination trop exclusive d'affection para-
» syphilitique ou même para-infectieuse, mais celle plus géné-
» rale d'affection para-toxique ».

Alcoolisme. — Nous envisagerons à présent le second fac-teur : l'alcoolisme.

De nombreux auteurs ont affirmé que l'alcoolisme était un facteur essentiel de la paralysie générale.

Paul Garnier dit : « Je suis un de ceux qui pensent que l'in-
» toxication alcoolique est le facteur pathogénique le plus
» puissant de l'encéphalite interstitielle diffuse » (Congrès de Paris).

Max Dubuisson a émis la même opinion au congrès de Rouen.

En 1802, Comtesse tirait de ses observations la conclusion suivante : « Toutes les causes de la paralysie générale, dont
» les deux principales, en dehors de l'hérédité, sont l'abus
» des alcools et la diathèse rhumatismale, forment un groupe
» important dont le caractère commun est de congestionner
» chroniquement l'encéphale et ses membranes ». Chez le même auteur nous trouvons que sur 1343 cas de paralysie générale, 106 étaient des paralytiques alcooliques, c'est-à-dire 7,89 0/0.

Sur 171 malades à Montpellier, il y avait 84 paralytiques

alcooliques, c'est-à-dire 48 0/0, à peu près un malade sur deux (Mairet et Vires, paralysie générale).

Les auteurs admettent donc l'alcoolisme comme un facteur puissant ; mais la question est trop complexe pour être résolue absolument. Il y a des controverses nombreuses.

Suivant les recherches expérimentales faites par les professeurs Mairet et Combemale (communications à l'Académie des Sciences, 12 mars 1888) nous dirons que l'alcoolisme peut produire réellement la paralysie générale. Ajoutons qu'il n'est pas de cas nombreux où l'alcoolisme soit le seul facteur ; il est le plus souvent associé à d'autres et particulièrement à l'hérédité.

Nous tâcherons donc de distinguer la paralysie générale vraie, de la paralysie générale alcoolique. Nous nous rangerons à l'avis de notre maître M. le professeur Mairet et nous dirons que la paralysie générale alcoolique ou fausse paralysie générale est :

1° Une folie alcoolique dont la symptomatologie revêt l'apparence de la paralysie générale.

2° Une aliénation mentale organique simulant pendant la vie la physionomie clinique de la paralysie générale, mais n'offrant pas à l'autopsie les lésions organiques de cette affection.

C'est surtout la lésion organique alcoolique qui nous occupe et à ce point de vue, disons que la fausse paralysie générale alcoolique n'est qu'un commencement de la vraie paralysie générale, c'est-à-dire que si le sujet n'est atteint que de la fausse paralysie générale alcoolique, il pourra guérir s'il n'y a pas encore de lésion organique, en se soumettant au traitement anti-alcoolique ; mais s'il récidive avec l'intoxication alcoolique, ses cellules cérébrales déjà faibles seront rapidement lésées, surtout si une cause adjuvante existe, par exemple

la sénilité. Ce sujet deviendra alors fatalement un vrai paralytique général alcoolique.

Mais cela ne paraît pas intéresser les femmes paralytiques
générales si on admet que les femmes échappent à l'alcoolisme,
ce qui pouvait être vrai, il y a cinquante ans, en France,
mais qui ne l'est plus aujourd'hui. Nous pouvons donc accepter l'alcoolisme comme facteur de paralysie générale chez la
femme ; car il y a les femmes alcooliques.

Depuis 50 ans, les conditions économiques ont changé, en
France comme partout ailleurs.

La femme a dû gagner sa vie comme l'homme, dans l'indus-
trie, dans le commerce ; le salaire de l'homme n'a plus suffi
aux besoins réels ou factices du ménage et chacun a dû prendre sa part dans la lutte pour la vie : de là des conditions
d'existence nouvelles pour la femme et des dangers nouveaux
aussi, pour son organisme. Elle n'est plus restée confinée dans
les soins du ménage, elle a travaillé dehors, à l'usine, à la
mine et elle a pris là, hélas ! des vices d'hommes ; elle a bu !
Le « petit verre » lui est devenu comme à l'homme le stimulant,
le « coup de fouet » ; c'est la porte ouverte à l'alcoolisme.
La femme qui, jadis, ne buvait que le vin récolté sur le côteau
de son village, ou dans le voisinage, n'était pas alcoolique,
car le vin, on le dit assez aujourd'hui, produit rarement l'alcoolisme, quand il est pur et sans fraude ; mais le vin a été malaxé
de cent manières. L'alcool du vin est moins nuisible et comme
il y a peu d'alcool pur dans un litre de vin il faut une quantité très grande pour produire les mêmes effets qu'avec la
quantité bien moindre d'alcool pur ou de liqueur.

Depuis l'invasion phylloxérique en France, 1872-1875, on
a fabriqué des boissons qui n'avaient du vin que le nom et le
peuple surtout pour qui le vin à bon marché remplaçait le « pur
jus de la treille » s'est intoxiqué, a pris l'habitude de boire de

l'alcool de toutes sortes, absinthe, vermouth, picon, etc., tous plus nocifs les uns que les autres, vrais poisons du cerveau.

De ces habitudes néfastes est résultée une augmentation notoire des cas de paralysie générale, et les auteurs qui ont étudié à fond cette question sont effrayés des ravages de l'alcoolisme qui est, on le sait, une intoxication avec tendance à la dégénérescence granulo-graisseuse scléreuse du cerveau comme de tout autre organe de l'économie.

D'après ces considérations nous voyons que la femme n'échappe plus à l'alcoolisme.

Nous avons même trouvé dans la thèse inaugurale du docteur Gambus (thèse de Paris 1873) une observation de paralysie générale alcoolique chez la femme si caractéristique que nous la citons tout entière :

« M... (Marguerite), âgée de 66 ans, journalière, entrée à
» l'asile Sainte-Anne le 15 décembre 1868.

» Elle présentait alors de l'affaiblissement des facultés
» mentales et de la mémoire, mais, de temps en temps, elle
» avait de l'excitation et surtout des hallucinations de la vue
» et de l'ouïe de nature terrifiante. Elle voyait des animaux de
» toutes sortes courant sur son lit, des chiens qui aboyaient
» et la poursuivaient, etc. Les renseignements de sa fille con-
» firmèrent les soupçons d'alcoolisme qu'on avait eus sur son
» compte.

» Elle raconte, en effet, que sa mère avait fait des excès
» de boissons, qu'elle avait eu des hallucinations effrayantes,
» voyant des animaux et la police qui étaient à sa poursuite.
» Elle avait des étourdissements, de l'affaiblissement des
» facultés, de l'incohérence, de l'excitation.

» Le 19, la malade accuse elle-même des étourdissements
» comme si elle avait bu, la perte de la mémoire assez pro-

» noncée. Elle dit avoir fait trois maladies, mais actuellement
» elle va mieux ; elle a été très échauffée, mais la tisane
» d'orge l'a guérie ; elle se trouve bien à l'asile et ne demande
» que de la force. L'examen direct montre la pupille gauche
» plus dilatée, des tremblements des mains et de la langue.
» Elle sort dans cet état et est envoyée à la Salpêtrière où elle
» reste jusqu'à la fin de mai, époque de son retour dans sa
» famille.

» Pendant le temps qui s'écoule jusqu'à sa rentrée à Sainte-
» Anne, période de deux mois environ, voici d'après le rap-
» port de son fils les troubles qu'elle a présentés : On avait
» remarqué chez elle un affaiblissement de la mémoire, des
» idées de satisfaction et de grandeur. Elle faisait le ménage
» irrégulièrement, ne tenait pas les repas prêts. En allant
» laver, elle perdait le linge ; il y a un mois, elle voulait ache-
» ter des perroquets, prétendant qu'elle allait hériter. Par
» moment on avait remarqué un peu de paralysie, tremble-
» ment de la langue, difficulté à parler, engourdissement dans
» les bras, les jambes, crampes. Quand elle rentre à Sainte-
» Anne la seconde fois, 14 juillet 1869, on constate à un
» degré plus prononcé que la première fois (15 déc. 1868) un
» affaiblissement des facultés de la mémoire, de l'incohérence,
» un peu d'agitation avec loquacité, verbiage incessant.

» Avec cela on note des idées de satisfaction. Un Monsieur
» bien riche lui a légué sa fortune, elle lui fera chanter un
» *Te Deum*, elle a toujours eu une excellente conduite et une
» bonne religion. Le lendemain de son entrée et les jours sui-
» vants, les idées de grandeur se sont bien accentuées. Elle
» va hériter. Elle a beaucoup de maisons sur le pavé de
» Paris, elle fait très bien la cuisine, préparait son dîner d'un
» tour de main, elle fera la dame ; puis elle fait ressortir ses
» qualités physiques, disant : Voyez comme j'ai de beaux bras,

» les bras fermes ; si on portait des manches courtes, je mon-
» trerais mes jolis bras. Elle a une jolie fille, une belle brune
» de 30 ans qui a six enfants, elle-même prétend en avoir eu
» cinq. Je voudrais bien que vous les voyez, mes garçons,
» comme ils sont bien ! Le premier était d'un architecte, les
» autres d'un garçon de magasin qui était ivrogne. » A ces
» troubles intellectuels se joignait une activité désordonnée,
» des étourdissements, des crampes dans les mollets.

» Les pupilles sont égales. L'examen ophtalmoscopique
» montre dans l'œil droit la papille anormale au dedans, au
» niveau de la macula un semis de taches blanches, d'atrophie
» choroïdienne ; à gauche, la papille un peu voilée et quelques
» points d'atrophie.

» Le 12 juillet, la malade a eu une attaque épileptiforme de
» trois heures environ.

» Du 20 au 26, on peut constater chaque jour les idées de
» grandeur, de satisfaction, de richesse qu'elle manifeste de
» diverses manières en parlant d'elle, des siens. Tous sont
» heureux, riches, jolis, dans de belles positions, elle même est
» belle, elle est composeuse de musique, chante, elle est
» sûre qu'on l'applaudira. Elle parle de sa santé souvent, et
» présente, outre ce délire ambitieux, de la céphalalgie, de
» l'inégalité pupillaire bien marquée, de l'incohérence, du
» tremblement de la langue, les lèvres, les mains, avec hésita-
» tion de la parole. »

Les renseignements et l'examen direct de la malade nous
montrent qu'elle a fait des excès de boissons amenant les troubles de l'alcoolisme chronique, et déjà à sa première sortie de
l'asile, on prévoyait la folie paralytique. A la deuxième
entrée, moins d'un an après, la paralysie générale est déjà

établie d'une manière non douteuse, et se confirme de plus en plus jusqu'à la fin de l'observation.

A notre époque, il n'est pas rare de trouver de pareilles observations avec le propre caractère de la paralysie générale alcoolique.

Nous remarquerons que l'alcoolique devenu paralytique général, conserve son « caractère méchant d'autrefois, il est » emporté, irascible, offensif, et contraste avec le paralyti- » que général vrai qui, lui, est « bon enfant », doux, inoffen- » sif, presque toujours. » (Mairet et Vires, *Paralysie générale*) ; il a encore des tremblements horizontaux et verticaux de l'extrémité des doigts, du délire zoopsique.

Il est clair que l'alcoolisme est devenu, de nos jours, un facteur important de paralysie générale, même chez la femme.

Nous emprunterons quelques chiffres au docteur Choron (Paralysie générale chez la femme).

Sur 108 cas, observés de 1894 à 1897, il trouve :

En 1894. . . . 5 femmes alcooliques.
1895. . . . 6 — —
1896. . . . 9 — —
1897. . . . 11 — —

Le docteur anglais Elkins constate, sur 28 cas de paralysie générale chez l. ^ mme, 12 alcooliques.

Nous conclucrons donc que l'alcoolisme, en progressant, a créé des cas nouveaux de paralysie générale, et il joue, malheureusement, chez la femme, un rôle aussi nocif que chez l'homme.

Nous pensons donc que l'alcoolisme, tout comme la syphilis, peut être un agent important dans la production de la paralysie générale, mais il s'associe parfois aussi à d'autres tares.

Le docteur Ballo a constaté qu'en Irlande, où l'alcoolisme règne en maître, *la paralysie générale est inconnue.*

On voit combien il est difficile de tirer une conclusion absolue.

Le docteur Griedenberg fait une remarque assez spéciale :

Il admet que l'alcoolisme chronique atteint moins les femmes atteintes de syphilis, mais il ne donne aucune raison pour expliquer ce fait curieux.

Comme causes acquises de la paralysie générale, nous parlerons aussi des infections aiguës.

Infections aiguës. — Il est difficile de déterminer nettement le rôle des infections aiguës dans la paralysie générale.

Il est évident que toute infection amoindrit la force de résistance de l'organisme et amène l'anémie, l'affaiblissement général, en un mot, tous les troubles de la nutrition.

Ces conséquences s'exagèrent encore chez les sujets prédisposés aux affections mentales, cérébrales, nerveuses.

Dans l'ouvrage de M. le professeur Mairet et du docteur Vires sur la paralysie générale, nous trouvons dix cas où la paralysie générale suit des maladies infectieuses, mais associées à d'autres causes, et non pas comme seuls agents pathogènes.

D'après MM. Mairet et Vires, la maladie aiguë a un rôle provocateur et détermine même, chez les sujets prédisposés, l'éclosion de la paralysie générale. La maladie infectieuse crée une prédisposition morbide en atténuant la résistance de l'organisme.

Nous nous dispenserons d'affirmation absolue, car les observations manquent à ce sujet ; nous avons seulement chez le docteur Morendon huit cas d'impaludisme occasionnant la paralysie générale chez des prédisposés évidemment.

Toute infection compliquant la paralysie générale aggrave la situation et, dans ce cas, joue le même rôle aggravant chez l'homme comme chez la femme.

A cette cause d'aggravation apportée par les affections aiguës, nous ajouterons encore les excès divers, et en première ligne les excès vénériens.

Excès divers. — Dans une thèse de Paris (1843), le docteur Legal-Lassale émet l'opinion suivante :

« Les excès vénériens dans un âge avancé ont une action » promptement funeste sur l'encéphale ».

Balle considère les excès vénériens comme une cause majeure de l'affection qui nous occupe; la même opinion est émise par MM. Mairet et Vires.

Le docteur Erlitsky, professeur de psychiâtrie à Pétersbourg, dit :

« Parmi les excès multiples qui engendrent la paralysie » générale, les rapports sexuels fréquemment répétés, parti- » culièrement provoqués par des excitations anormales ou » s'effectuant par des moyens pervertis, sont une cause » majeure de cette affection ».

Il est bon d'ajouter que les excès vénériens ne sont qu'une cause additionnelle chez la femme, étant donné que les prostituées qui, parmi les femmes, sont seules susceptibles de ce genre d'excès, ne sont pas plus frappées de cette affection. MM. Mairet et Vires ne trouvent que 14 cas sur 174, où des excès de ce genre seraient la cause essentielle.

Ce genre d'excès s'associe toujours à d'autres. MM. Mairet et Vires pensent que l'action des excès vénériens peut être puissante, car ils désorganisent la cellule en congestionnant le système nerveux central.

Le docteur Griedenberg affirme que chez la femme les excès

vénériens sont toujours associés à l'alcoolisme comme causes acquises de paralysie générale.

Le docteur Féré donne comme une cause de l'hémorragie cérébrale qui se produit parfois chez les vieillards ou chez les artério scléreux, sujets aux syncopes au moment du coït, l'augmentation de la tension artérielle.

Dans ce moment, l'irrigation du cerveau par le sang est entravée, et si cette rupture d'équilibre momentanée se répète souvent, il est évident qu'il en résulte un dommage pour les cellules cérébrales, surtout si elles sont par d'autres causes affaiblies ou dégénérées.

Ces considérations s'appliquent aussi bien à l'homme qu'à la femme, puisque l'action provoquée sur le système nerveux par cet acte physiologique, est la même pour les deux sexes.

On a dit aussi que le surmenage intellectuel pouvait être un facteur dans la production de la paralysie générale.

MM. Mairet et Vires, de même que de nombreux auteurs classiques, ne donnent au contraire qu'un rôle très peu important à cette cause. Ils admettent que le surmenage intellectuel ne peut avoir d'influence que chez les prédisposés surtout si leurs cellules cérébrales sont en état de fatigue par hérédité ou état morbide quelconque.

Certainement, il est facile de constater que l'affection qui nous occupe a exercé de cruels ravages chez les savants, les gens de lettres, hommes d'études de toutes sortes, mais au surmenage intellectuel s'ajoutait presque toujours chez eux ou des tares physiologiques ou d'autres excès.

Chez les femmes, le surmenage intellectuel peut être considéré comme une cause très lointaine de paralysie générale; en général elles ne surmènent pas trop leurs cellules cérébrales par les travaux absorbants, les études abstraites, en France du moins et ailleurs aussi du reste, sauf à de très rares exceptions, et dans les cas exceptionnels où les femmes ont eu à faire de fortes études, le surmenage cérébral ne les a pas conduites à la paralysie générale ; c'est pourquoi les auteurs laissent volontiers ce facteur de côté lorsqu'ils parlent de la paralysie générale chez la femme.

Le docteur Vassilieff, seul, nous communique une observation : Durant sa longue pratique des maladies mentales, il rencontra une seule paralytique générale atteinte à la suite de surmenage intellectuel. Elle avait acquis le grade d'officier de santé à la sortie de ses études du collège.

Ce seul cas ne peut changer notre opinion sur le peu d'influence que le surmenage cérébral peut avoir dans le développement de la paralysie générale chez la femme.

Surmenage physique et misère physiologique. — Si le surmenage intellectuel n'a qu'une influence fort lointaine sur l'éclosion de la paralysie générale, il n'en est pas de même pour le surmenage physique.

Pour être convaincu de l'importance de ce facteur, il nous suffit de considérer les professions exercées avant la maladie par des paralytiques générales. Ce sont toujours des professions fatigantes qui réduisent le repos au minimum et coïncident souvent avec des intoxications professionnelles : saturnisme, empoisonnement par l'acide carbonique, comme chez les cuisinières ; on verra dès lors quelle est l'importance du surmenage physique dans la production de la paralysie générale chez la femme.

Le rôle de la misère physiologique n'est pas moins important dans l'étiologie de cette maladie. Ce sont, en effet, les femmes des classes pauvres de la société qui fournissent le pourcentage le plus élevé.

Dans les classes riches, le mal est moins fréquent, non que

les causes acquises que nous avons citées précédemment manquent chez les femmes de la haute société: syphilis, alcoolisme, etc., s'y rencontrent Nous avons vu que la syphilis n'est pas rare dans la haute société ; mais avec le traitement rationnel institué à temps, les conséquences fâcheuses de ce mal sont évitées, mais il existe quand même.

Et l'alcoolisme ?

Pense-t on que les mondaines s'alcoolisent ?

Certainement, non pas certes avec du gros vin ou des « petits verres », mais avec des coupes de champagne, des vins médicamenteux, diverses liqueurs de haute marque et exquises. D'autres intoxications ne leur sont pas étrangères non plus. Au lieu du saturnisme, nous trouvons l'éthérisme, le morphinisme, etc.

L'acide carbonique du fourneau qui anémie les repasseuses est remplacé par les grandes dames par celui non moins nocif des salles de bal, spectacle, etc.; elles veillent aussi, non pour gagner leur vie, mais pour leurs plaisirs.

Le résultat est, à peu de chose près, pareil. Mais les femmes riches peuvent l'entraver par des soins de premier ordre, par une nourriture succulente, par le repos du matin ; elles n'ont pas l'aiguillon de la lutte pour la vie, et elles échappent à la misère physiologique avec ses privations inévitables, qui affaiblissent l'organisme, usent les cellules nerveuses déjà ébranlées par l'hérédité et favorisent leur dégénérescence.

Pour soutenir notre opinion sur le rôle important du surmenage physique, nous emprunterons quelques mots au docteur Régis, qui accuse nettement la civilisation outrée exaspérant la lutte pour la vie :

« Les affections du système nerveux dites dégénératives : » paralysie générale, sclérose, ramollissement, ne semblent » devenir réellement fréquentes que dans les sociétés où la

» civilisation a atteint son maximum et a été poussée au plus
» haut point de développement intellectuel ; ces affections
» semblent s'accroître en raison directe du progrès déjà exces-
» sif de la civilisation, tandis que la folie, elle, reste pour
» ainsi dire indéfiniment stationnaire. »

Causes morales. — Quelques auteurs comme Kraft-Ebing,
Siemerling, Greppin, Wesnal, Lojacomo, admettent ce facteur
dans l'étiologie de la paralysie générale, surtout chez les femmes, car elles sont plus impressionnables, plus émotives que
l'homme, et le choc moral laisse toujours chez elle plus de
désordre que chez l'homme.

Sander trouve les causes morales comme facteur, 25 fois
chez les femmes, et 7 fois chez l'homme, sur 80 malades.

Erlitsky place parmi les causes de paralysie générale :
« Les secousses morales souvent répétées et accompagnées
» d'insomnies continuelles. »

Traumatisme. — Enfin nous parlerons du traumatisme comme
cause acquise.

MM. Mairet et Vires disent :

« Parfois le traumatisme crée une prédisposition qui,
sous l'action d'une autre cause, aboutira à la paralysie
générale. »

D'autres fois, et ce sont les cas les plus fréquents, ce traumatisme ne fait que mettre en activité une prédisposition prête à
éclore.

Ces auteurs admettent aussi que le traumatisme peut jouer le
rôle de cause déterminante ; mais le plus souvent, le traumatisme s'associe à d'autres causes pour produire la paralysie
générale.

Sur 174 observations de MM. Mairet et Vires, nous trouvons

14 fois, le traumatisme causant la paralysie générale, mais jamais seul, associé à l'hérédité, à l'alcoolisme, à l'arthritisme.

Dans l'étiologie de la paralysie générale chez la femme, le traumatisme est moins fréquent, comme cause, que chez l'homme, en raison, sans doute, de la nature différente des travaux.

Mais si ce traumatisme se produit, certains auteurs pensent qu'il engendre plus de désordre dans le système nerveux central de la femme, en raison de la moins grande force du sujet.

Le traumatisme est alors comme un coup de fouet pour la cellule cérébrale déjà atteinte par hérédité et il trouble aussi l'irrigation sanguine du cerveau.

Erltsky dit : « Tout ce qui nuit d'une façon plus ou moins » intense à la circulation sanguine normale de l'encéphale, » peut être la cause du développement de la paralysie générale » progressive. »

Sander remarque que le traumatisme s'observe comme cause déterminante, 24 fois chez l'homme et 4 fois chez la femme sur 80 malades atteints.

Nous avons terminé le rapide examen des causes acquises de paralysie générale ; sans doute, avec de nombreuses lacunes et nous examinerons à présent les causes héréditaires.

Causes héréditaires. — Nous examinerons d'abord parmi les causes héréditaires, l'hérédité arthritique.

Quelle influence cette hérédité a-t-elle sur la production de la paralysie générale ?

Nous devons dire tout d'abord que nous laisserons de côté la fausse paralysie générale ou pseudo-paralysie générale arthritique, décrite par Causo (Thèse de Paris, 1900); d'après

cet auteur, c'est une maladie spéciale : « Maladie de Kippel »,
qui se distingue nettement de la paralysie générale commune
par son anatomie pathologique ; c'est une lésion purement
dégénérative et non inflammatoire et différente aussi par son
étiologie et sa pathogénie.

La paralysie générale arthritique ordinaire, dont l'existence
est admise par divers auteurs, nous intéresse seule ici.

En 1862, Contesse parle, dans sa thèse que nous avons
déjà citée, de la diathèse rhumatismale ; il a collectionné
6 observations de ce genre.

Mais c'est surtout Lemoine et Charpentier qui accusent
l'arthritisme dans la production de cette maladie.

Lemoine trouve, sur 30 paralytiques généraux, 10 arthriti-
ques ; il se base sur ce fait que l'arthritisme et la paralysie
générale tendent à provoquer des poussées congestives.

Doutrebonde et Pierret (Lyon) confirment cette opinion en
ajoutant à l'hérédité arthritique ou nerveuse, les poussées
aiguës, le rhumatisme cérébral, les troubles dyspepsiques, qui
entraîneraient les troubles de la nutrition et la possibilité
d'intoxications secondaires.

En 1898, chez MM. Mairet et Vires, nous trouvons l'arthritisme évoqué comme cause dans 49 cas sur 174 ; c'est-à-
dire 28 p. 0|0.

Dans ces 49 cas, il y en avait 31 où il fallait ajouter un
autre facteur quelconque et seulement 15 cas étaient dus à de
vraies diathésiques.

D'après ces observations, les auteurs concluent à l'existence
de la paralysie générale arthritique.

Ces auteurs expliquent l'action pathogène de cette diathèse
par la production de la sénilité anticipée ; ils joignent à cette
diathèse quelques causes héréditaires ou acquises, qui favorisent la localisation du mal dans le cerveau ; il serait mal aisé,

sans cette localisation, d'expliquer pourquoi tous les séniles anticipés ou naturels ne deviennent pas paralytiques généraux.

Nous nous inclinons volontiers devant l'opinion de nos maîtres, en comprenant comme sujets diathésiques ceux qui, ayant déjà reçu leurs tares dans la vie intra-utérine, présentent un système cellulaire affaibli, incapable, au jour de la naissance, de faire son processus vital.

Quoi d'étonnant dès lors que les sujets diathésiques vieillissent plus vite que les sujets sains!

Nous avons montré toute l'importance de l'intoxication dans la production de la paralysie générale, en prenant comme type l'intoxication alcoolique. Les diathésiques ne sont-ils pas intoxiqués toute leur vie par des poisons organiques, les toxines de leur organisme qui fonctionnent mal ; autrement dit, ce sont des auto-intoxiqués.

Comme nous l'avons dit précédemment, leurs cellules ne sont pas capables d'accomplir complètement leur rôle dans la vie organique, d'où naissent une foule de maladies dites de ralentissement de nutrition (Bouchard).

Et, en effet, les tophus des goutteux, les calculs des graveleux, les dépôts urinaires des obèses, ne sont-ils autre chose que des substances non utilisées, non brûlées.

Etant placés dans ces conditions mauvaises les sujets sont forcés de faire de la sclérose sans aucune autre intoxication, il est évident que c'est un terrain d'élection pour la paralysie générale ; sur ce mauvais terrain toutes les causes peuvent être nocives.

Si on envisage cette question au point de vue de la production de la paralysie générale chez les femmes, on voit, d'après MM. Mairet et Vires que la fréquence est à peu près la même pour les deux sexes. Ces auteurs nous donnent 8 hommes pour 7 femmes. Quelques auteurs accusent la vie sédentaire de la femme comme favorisant la diathèse arthritique.

Malheureusement des 70 cas que nous avons cités, nous ne pouvons tirer rien d'absolu là-dessus.

L'hérédité proprement dite nous occupera à présent comme cause de la paralysie générale.

Wilson trouve une prédisposition innée à cette affection : « On naît paralytique général, on ne le devient pas » (the diatesis of general paralysis).

Suivant -- maître anglais, si l'individu ne présente pas cette diathèse de paralysie générale, il peut se soumettre à l'influence de toutes les causes, vivre de toutes les manières ; il ne sera jamais atteint de paralysie générale progressive. Nous nous permettrons de remarquer que cette opinion est trop exclusive. Puisque bien des malades n'ont pas cette hérédité, quelques-uns n'ont aucune hérédité diathésique ou même cérébrale.

M. Kovalewsky dit :

« Outre la syphilis, il faut avoir encore une prédisposition du côté du système nerveux central.

» Le docteur Naeke, dans son travail sur le rôle de la tare héréditaire dans la paralysie générale, nous présente 100 malades dont 50 avaient une tare héréditaire nerveuse.

Le Dr Giraud, se basant sur vingt années de recherches statistiques à ce sujet, trouve une proportion de 28 héréditaires pour 100 malades examinés.

Dans une thèse de Paris, intitulée : Les stigmates physiques de dégénérescence nous trouvons : « La prédisposition héré» ditaire paraît être la cause essentielle, fondamentale de la » paralysie générale. Toutes les autres causes évoquées toxi» ques, infectieuses ou traumatiques ne font que développer le

» germe qui existait dès la naissance ; ce sont des causes
» occasionnelle. »

Joffroy dit : La paralysie générale est la conséquence d'une
vitalité des centres nerveux originairement affaiblis, et la
cause de cette tare est l'hérédité.

Le docteur Mariani, dans sa thèse sur l'hérédité des paralytiques généraux, conclut :

« La paralysie générale a pour facteurs nécessaires la prédisposition héréditaire, les causes occasionnelles étant cons-
tituées par l'alcoolisme, la syphilis, le surmenage isolé ou
associé. »

P. W. Macdonald (87, Congrès britannique) dit : « La prédisposition héréditaire est un des facteurs les plus impor-
tants dans la paralysie générale des enfants. »

Comme on le voit, bon nombre d'auteurs s'accordent à
reconnaître l'hérédité comme agent essentiel de la paralysie
générale.

Nous distinguerons quelles espèces d'hérédité.

Dans l'étiologie de la paralysie générale, nous parlerons
d'hérédité cérébrale, c'est-à-dire de l'hérédité d'une lésion organique cérébrale.

MM. Mairet et Vires, que nous nous plaisons à citer comme
des maîtres en la matière, ont observé cette hérédité 56 fois
sur 174 cas toujours associés à d'autres causes. Nous com-
prenons cette hérédité comme créant des cerveaux : *Locus
minoris resistantiæ*, et par cela, on comprend que les cellules cérébrales, présentant des lieux de résistance affaiblie,
ne supportent pas d'autres causes morbides moins capitales,
et la paralysie générale se déclare sans cette hérédité. Il
serait difficile d'expliquer que sur deux hommes, par exemple,
devenus alcooliques, l'un deviendra paralytique général, et
l'autre aura une cyrrhose du foie. Nous n'avons presque rien

à ajouter sur l'hérédité syphilitique, nous avons largement parlé de la syphilis ; d'ailleurs, elle parait se lier peu avec les maladies organiques du cerveau, mais nous dirons seulement que le produit syphilitique est toujours chétif, mais ne parait pas avoir de prédilection spéciale pour les maladies. .

Hérédité alcoolique. — En cherchant les causes de paralysie générale, nous ne pouvons laisser sous silence l'hérédité alcoolique. A l'asile de Montpellier, sur 70 observations prises par nous, et parmi les observations des auteurs, nous trouvons assez souvent la coïncidence de cette hérédité avec l'alcoolisme personnel ; ce sont le plus souvent des filles d'alcoolique ou des fils.

Les travaux de ces temps nous montrent la descendance des alcooliques, chétive, malingre, candidat à la tuberculose, mais surtout disposée aux névroses diverses, psychose et maladies organiques du cerveau.

Cette dégénérescence est admise par plusieurs auteurs, comme Legrain, Faguet, Gendron.

Par cette hérédité, comme cause de paralysie générale, nous trouvons, chez MM. Mairet et Vires, que l'hérédité alcoolique peut créer une prédisposition aboutissant à une sénilité anticipée qui, à son tour, peut dégénérer en paralysie générale.

Ces auteurs trouvent sur 174 malades, 29 cas, soit 16,6 0/0, et seulement 5 cas sur 29 qui présentaient comme cause plus ou moins unique l'hérédité alcoolique.

Dans les auteurs, nous trouvons que les paralytiques généraux de cette catégorie sont jeunes, ce qui fournit des cas de paralysie juvénile ou bien des séniles.

Il est évident que les cellules, par leur nature déjà prêtes à la dégénération, sont plus capables de réaliser au moment

d'évolution où il faut que la nutrition se fasse bien, non seu
lement pour la nutrition, mais pour la croissance de l'organisme (Mairet, Leçons cliniques.)

Et au moment de la sénilité, la sclérose naturelle se trans-
forme aisément en sclérose morbide.

Parmi les auteurs, nous voyons que les individus nés d'alcooliques ont le plus souvent un penchant irrésistible pour
l'alcool et deviennent facilement alcooliques chroniques, ils
évoluent vers la vraie paralysie générale alcoolique par la
fausse paralysie générale.

Sans doute, cette hérédité est égale pour les deux sexes ;
quoiqu'on ait dit que les femmes y étaient plus fatalement
disposées. On donne le chiffre de 4 femmes pour 1 homme.

D'après les recherches très imparfaites que nous avons
faites, nous pouvons conclure que l'hérédité au sens le plus
large du mot joue un très grand rôle dans la producti on de
la paralysie générale.

La statistique pour l'hérédité n'est jamais exacte, car il est
difficile de rechercher les atavismes que l'on est très disposé
à cacher ou qu'on ignore même, l'ignorance ou les préjugés
sont les coupables. Nous rappellerons seulement la parole
classique de Colmeil : « Toutes les familles ne consentent
pas à avouer leurs infirmités ! »

Nous avons traité les causes de la paralysie générale selon
notre opinion, c'est-à-dire les causes les plus importantes et
les plus fréquentes.

Il existe d'autres causes que nous pourrons appeler causes
additionnelles, ce sont, par exemple, les changements brus-
ques dans les habitudes fonctionnelles de l'encéphale, tels
que le passage d'une vie active à une vie sédentaire, ou bien
l'insolation, ou bien l'exposition prolongée à une très basse
température.

Une paralysie générale fut contractée, dit le médecin russe Podwisotky, par suite d'un empoisonnement causé par absorption d'émétique. »

Ce cas est d'ailleurs rapporté aussi par un auteur français, le docteur Manquat.

———

CONCLUSION

D'après tout ce qui précède, nous pouvons conclure que :

1. La paralysie générale est plus rare chez la femme que chez l'homme ;

2. Pendant ces dernières années, le nombre de personnes atteintes de cette affection est en progression ascendante chez les deux sexes ;

3. L'âge de début est abaissé sensiblement dans les deux sexes ;

4. Les professions nouvelles, fatigantes pour les femmes, donnent le plus grand nombre de malades femmes ; chez l'homme, au contraire, ce sont les professions intellectuelles ;

5. Le plus grand pourcentage des maladies paralytiques des deux sexes est donné par les habitants des villes ;

6. La classe ouvrière donne le plus grand nombre de femmes paralytiques générales, tandis que la haute société donne un plus grand nombre d'hommes atteints de cette affection ;

7. La ménopause ne joue que le rôle de la sénilité ordinaire dans la production de la paralysie générale ;

8. Les autres causes sont communes aux deux sexes ;

9. Le plus souvent, c'est à l'association de plusieurs causes qu'on doit l'éclosion du mal ;

10. L'hérédité est, selon nous, la cause la plus importante ;

11. L'alcoolisme joue, dans la paralysie générale chez la femme, un plus grand rôle qu'on ne le croyait auparavant ;

12. A ces causes, hérédité et alcoolisme, nous ajoutons surmenage physique causé par la lutte pour l'existence chez les classes ouvrières.

———————

BIBLIOGRAPHIE

GREIDENBERG. — Progresside bei Frauen. (Comptes rendus du XII° Congrès international de médecine. Moscou 7(19)-14(26) août 1897. Vol. IV. Pr. partie.

KAFT-EBING. — Contribution à l'étude de la paralysie générale des femmes. *In Arch. f. psyc.*, 1877.

SERPILLL. — Contribution clinique et anatomo-pathologique à l'histoire de la paralysie générale chez la femme. *In Revista sperimentale di freniatria*, 1883.

CHORON. — La paralysie générale chez les femmes dans le département du Nord. *Echo méd. du Nord*. Lille, 1898, an.

COLOVITCH. — La paralysie gén. chez la femme. Th. de Paris, 1882.

REGIS. — La paralysie générale chez la femme, 1883.

ADAM. — Considérations sur quelques cas de paralysie générale ches les femmes. Thèse de Paris, 1879.

DUBRISAY. — Paralysie générale survenue pendant la grossesse ; influence de l'allaitement. *In Ann. méd.-psychol.* T. III.

BAILLARGER. — Grossesse chez une femme atteinte depuis 8 mois de paralysie générale. *In Arch. clin. des malad. ment.*, p. 126, 1862.

PHILLIPPE REY. — Notes sur la paralysie générale chez la femme. *Ann. méd. psch.*, 1885, p. 421.

NICOULAU. — Les causes de la paralysie générale. *Ann. méd. psych.*, 1893, n° 1.

CULLERRE. — Paralysie générale chez une imbécile. *Ann. méd. psych.*, 1899.

VERGA. — Annotazioni sulla frenasi paralyticucilla donna. (Congrès de la Société méd. psychol. italienne, 1893.)

CRETÉ. — La paralysie générale chez la femme. Thèse de Paris, 1899.

JACOBSON. — La paralysie générale chez la femme, *Journal des praticiens*, 1899, n° 45, p. 711.

JDANOW. — De la paralysie générale chez la femme. *Ann. médico-psych*, 1894 an, mai-juin.

WOLLENBERG. — Recherches statist. et clin. sur la paralysie générale chez la femme, 1894 (*Arch. f. Psych.*)

ELKINS. — Remarks upon twentyeight cases of adult female general paralysis admitted to the R. Edinburg asylum during the fide years 1889 to 1894. Lanc. Lond., 1894.

SANDER. — De la paralysie générale chez les femmes, 1871.

KRAFT-EBING. — Ueber Zunahme der progressiven paralysi im Hinblick auf die sociologichen factoren. (*Jarb. f. Psych. Leipz.*, 1894-95, VIII, 127-143.)

LEGAL-LASSALLE. — Quelques points de l'histoire de la paralysie générale des aliénés. Thèse de Paris, 1813.

CONTESSE. — Etude sur l'alcoolisme et la paralysie générale. Thèse de Paris, 1862.

LAGARDELLE. — Considérations sur l'étiologie de la paralysie générale. Thèse de Paris, 1865.

LALLIOT. — De l'alcoolisme comme cause de paralysie générale, 1873.

MILLET. — De l'influence étiologique de l'alcoolisme sur la paralysie générale. Thèse de Paris, 1880.

GAMBUS. — De l'alcoolisme chronique se terminant par paralysie générale.

GENDRON. — Alcoolisme héréditaire. Thèse de Paris, 1880.

LEGRAIN. — Dégénérescence sociale et alcoolisme.
  — Hérédité et alcoolisme.
  — Thèse 1886.
  — De la dégénérescence de l'espèce humaine. *Annal. de la Polyclin.*, 1892.

MAIRET. — De la démence mél. Contr. à l'étude de la périencéphal. chronique d'ordre psychique, 1883.
  — Aliénation mentale syphilitique. Paris, 1893.

MAIRET et VIRES. — Paralysie générale, 1898.

FOURNIER. — La syphilis du cerveau, 1879.

SANCET. — Influence de la syphilis sur la paralysie générale progressive. Thèse de Paris, 1878.

FOVILLE. — Contribution à l'étude des rapports entre la syphilis et la paralysie générale. *Annal. méd. psychol.*, t. I, p. 353,1879.

CHRISTIAN. — Nouvelles recherches sur la nature de la paralysie générale des aliénés.*In Annal. méd. psychol.*, t. I, p.402,1879.
— Paralysie générale chez un héréditaire.
— Des rapports entre la syphilis et la paralysie générale. *Union Med.*, 1880.

RENDU. — Observation de paralysie générale d'origine syphilitique. *Annal. medic. psychol.*, t. I, p. 229 et 233, 1879.

ERLITSKY. — Leçons cliniques (en russe), 1898.

LAFFITTE. — Paralysie générale produite par un coup sur la tête. *Annal. méd. psychol.*, t. VI, p. 238, 1881.

VALLON. — De la paralysie générale et du traumatisme dans leurs rapports réciproques. Thèse de Paris, 1882.

MOBILLE. — Paralysie générale origine traumat. *Ann. méd.psychol.*, 1885.

PARIS.— Paralysie générale par insolation. *Ann.méd.psychol.*,1884.

ESQUIROL. — Traité de psychiatrie.

MAGNAN. — Recherches sur les centres nerveux.

CHARRIÈRE. — Considération sur les rapports de l'hystérie avec la paralysie générale. Thèse de Paris, 1882.

BAILLARGER. — Paralysie générale chez une femme hémiplég. depuis onze ans. *In Annal. méd. psychol.*, t. IV, p. 207, 1880.

GRASSET. — Traité pratique des maladies du système nerveux,1881.

SAUZE. — De l'accroissement du nombre des cas de folie paralytique et de ses causes. *In Annal. médico-psych.*, t. VI, p. 33, 1881.

TURNBULE. — Un cas de paralysie générale à l'âge de 12 ans. *In Mental science*, 1881.

RÉGIS. — Un cas de paralysie générale à l'âge de 17 ans. L'encéphale, 1885, p. 570.

LERIEUX et FORNARIER. — Recherches statistiques sur l'étiologie de la paralysie générale. *Revue de méd.*, an XX, n° 2, p. 27-121.

P. KOVALEVSKY. — Des causes de la paralysie générale des aliénés. *Messag. med. russe*, 1900, t. II, p. 21.

Marandon de Montyel. — Contribution à l'étude des rapports de l'impaludisme et de la paralysie générale. *Revue de médec.*, an XX, fasc. II, p. 554-570, 1900.

Naeke. — Le rôle de la tare héréditaire dans la paralysie générale. *Neurol. Centralblatt*, n° 16, 15 août 1900, p. 748.

Cosso. — La pseudo-paralysie gén. arthritique. Thèse de Paris, 1900.

Mariani. — Contribution à l'étude de l'hérédité chez les paral. généraux. Thèse de Paris, 1899.

P.-W. Macdonald. — Paralysie générale congénitale. (67ᵉ Congrès Britanique), 1900.

Clerc. — Sur l'étiologie de la paral. générale syphilitique comme facteur essentiel. Thèse de Lyon, 1898.

Mlle Gavrissevitch. — Etude clinique sur la paralysie générale. Thèse Montpellier, 1896.

Talon. — La par. gén. à l'asile d'aliénés à Marseille. Rech. stat., étiol. et clin. Thèse de Montpellier, 1883.

Kiroff. — De la paralysie générale alcoolique. Thèse de Montpellier, 1898.

Fournier. — Affections para-syphilitiques, 189..

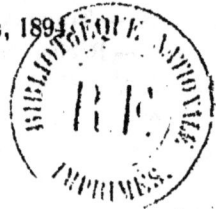

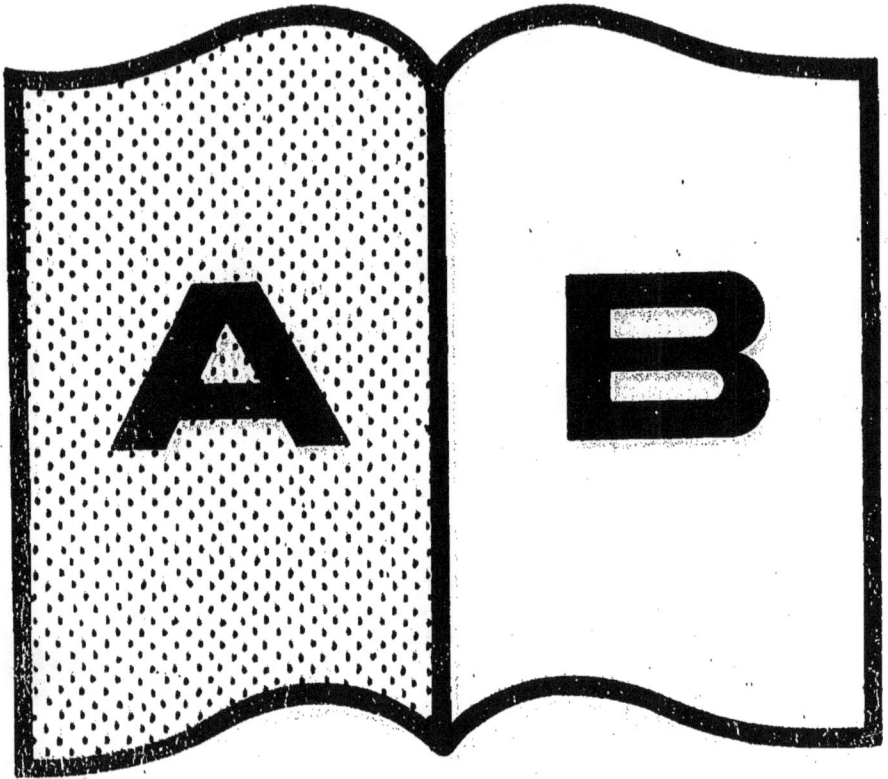

Contraste insuffisant

NF Z 43-120-14

www.ingramcontent.com/pod-product-compliance
Lightning Source LLC
Chambersburg PA
CBHW070819210326
41520CB00011B/2028